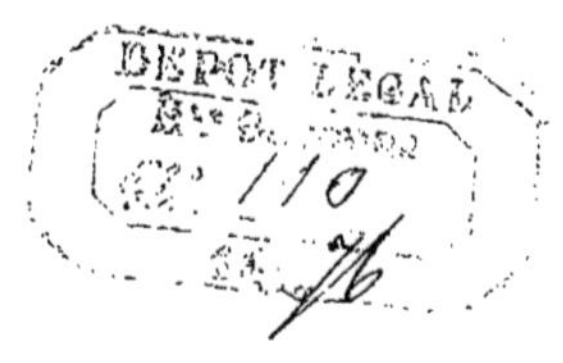

MÉMOIRE

SUR

LES VEINES DE LA FACE ET DU COU

PAR

LOUIS CHABBERT
Ancien interne des hôpitaux,
Prosecteur de l'École de Médecine de Toulouse.

PARIS
G. MASSON, ÉDITEUR
LIBRAIRE DE L'ACADÉMIE DE MÉDECINE
BOULEVARD SAINT-GERMAIN (EN FACE L'ÉCOLE DE MÉDECINE)

M DCCC LXXVI

A M. BONAMY

Professeur d'Anatomie à l'Ecole de Médecine de Toulouse.

Recevez, cher maître, ce témoignage
de gratitude et de dévouement de
votre élève.

L. Chabbert.

AVANT-PROPOS

A la suite d'un concours ouvert à l'Ecole de médecine et de pharmacie de Toulouse, pour une place de prosecteur, nous avons été appelé à faire nos préparations sèches sur les *veines de la face et du cou.* Au nombre des pièces qui ont été soumises à l'appréciation du jury, une surtout mérite l'attention des anatomistes, en raison de faits qui n'ont pas été indiqués jusqu'à ce jour.

Nous n'aurons pas la prétention de faire une description anatomique des veines de la face et du cou ; nous nous contenterons de signaler les principales particularités qu'il nous a été permis de constater. Toutefois, nous devons ajouter que si nous nous sommes décidé à écrire ces quelques notes, c'est à cause d'un plexus veineux occupant la lèvre supérieure, dont la connaissance permet d'expliquer plus d'une question du plus haut intérêt pathologique.

Louis CHABBERT.

MÉMOIRE

SUR

LES VEINES DE LA FACE ET DU COU

Les veines de la face et du cou destinées à ramener au cœur le sang veineux de l'extrémité céphalique constituent trois troncs principaux qui sont : la veine *jugulaire interne*, la veine *jugulaire externe* et la veine *jugulaire antérieure*. A chacun de ces gros troncs correspond un territoire veineux qu'on peut très-bien délimiter, qoique les uns et les autres communiquent entre eux. Ainsi, au territoire de la veine jugulaire interne on doit rattacher la plupart des veines de la face et de la partie antérieure du front ; à la veine jugulaire externe correspondent les veines qui occupent les parties latérales de la face et de la tête ; enfin, dans la veine jugulaire antérieure viennent s'aboucher les veines de la région sus-hyoïdienne et plusieurs branches de la région sous-hyoïdienne.

Un autre territoire resterait à délimiter, celui de la région occipitale et de la région postérieure du cou ; nous en dirons quelques mots à l'occasion des veines extra-rachidiennes postérieures de la région cervicale.

Avant de décrire chacune de ces régions, nous parlerons des veines du cuir chevelu, notamment de celles qui occupent la région frontale, et qui, pour nous, contribuent en grande partie à la formation de la veine faciale.

CHAPITRE PREMIER

Veines du cuir chevelu.

Les veines du cuir chevelu proviennent toutes d'une arcade anastomotique qui réunit les deux veines temporales superficielles. Cette arcade anastomotique transversalement dirigée, occupe la suture *fronto-pariétale,* et divise le cuir chevelu en deux régions inégales, l'une antérieure, l'autre postérieure.

De la partie *antérieure* de l'arcade, partent des rameaux d'un calibre assez considérable; ces rameaux, au nombre de sept à huit, forment avec l'arcade anastomotique des angles droits qui, sur les côtés, deviennent obtus. Les rameaux les plus volumineux occupent les parties latérales et constituent les veines *frontales* proprement dites. Ces veines frontales ne présentent pas un même calibre; habituellement la veine frontale droite est plus considérable que la veine frontale gauche. En réalité, il est permis de comparer l'origine des veines frontales à un triangle dont la base serait formée par l'arcade anastomotique, et les côtés par les veines frontales qui s'anastomosent entre elles par l'intermédiaire d'une arcade occupant la bosse nasale ou frontale moyenne. En outre, de la base du triangle partiraient des branches qui, figurant autant de perpendiculaires, iraient joindre le sommet du triangle. Toutefois, cette jonction des branches veineuses secondaires avec le sommet du triangle présente une disposition fort curieuse ; au lieu de se réunir directement avec les veines frontales, elles forment entre elles des arcades anastomotiques de forme circulaire. Ces arcades sont surtout prononcées pour les veines qui viennent s'ouvrir dans la veine frontale droite. Cette réunion des veines anastomotiques se fait un peu au-dessus de l'arcade veineuse qui réunit les deux veines frontales.

De chaque côté et en dehors des veines frontales partent encore d'autres branches secondaires qui affectent deux dispositions principales : les unes se dirigent en avant, et à la manière de rayons viennent s'aboucher à angle droit avec les *veines sus-orbitaires*, les autres, au contraire, descendent obliquement sur les parties latérales de la tête, vers la région temporale, et s'anastomosent avec les veines *temporales*. Telle est la disposition des veines qui occupent la partie antérieure du cuir chevelu.

Les veines de la région *postérieure* du cuir chevelu sont comprises entre l'arcade anastomotique formée par les veines temporales superficielles et le trou occipital. Elles présentent la disposition suivante : ce sont des arcades anastomotiques transversales, flexueuses, qui sont formées par les divisions postérieures de la veine temporale superficielle ; au nombre de quatre ou cinq, ces arcades ne présentent pas le même volume ; la plus postérieure est toujours la plus considérable, et cela est naturel, car elle représente l'anastomose de la division postérieure de la temporale avec celle du côté opposé. Ces différentes arcades sont réunies entre elles par des rameaux plus ou moins verticaux ; quant à ceux qui partent de la dernière arcade, ils sont beaucoup plus considérables, un entre autres, qui longe la *crête occipitale externe*. Ces derniers rameaux offrent deux modes d'anastomose ; ceux qui sont rapprochés de la ligne médiane s'ouvrent dans les premières branches du plexus extra-rachidien cervical postérieur ; ceux qui sont situés sur les parties latérales s'anastomosent, soit avec la veine mastoïdienne, soit avec les veines temporales.

Pour ce qui est des branches veineuses occupant les parties latérales du cuir chevelu, elles sont formées par les divisions de la veine temporale superficielle. Ces divisions sont très-ténues, et communiquent en avant avec les veines palpébrales supérieures et externes ; une des anastomoses les plus remarquables, est celle qui réunit à leur origine les deux branches de bifurcation de la veine temporale.

Au point de vue de leurs rapports avec les artères, les veines du cuir chevelu présentent les particularités suivantes : dans la moitié antérieure, les veines sont situées dans l'épaisseur du cuir chevelu et occupent un plan plus superficiel par rapport aux artères. Dans la moitié postérieure, les rôles sont renversés, et les veines, même celles d'un calibre assez minime, sont comprises entre l'aponévrose épicranienne et le cuir chevelu. Cette dernière disposition est très-accusée pour les divisions des veines temporales.

CHAPITRE II

Veine jugulaire interne.

Parmi les veines qui contribuent à la formation de la *veine jugulaire interne*, nous en distinguerons avec M. Cruveilhier de deux ordres : 1° les veines d'origine qui comprennent les sinus de la dure-mère; 2° les veines collatérales.

Les premières ne nous ont offert rien qui mérite d'être signalé; toutefois, nous croyons devoir noter une veine importante que reçoit la veine jugulaire interne, à un centimètre environ au-dessous de son abouchement dans le sinus latéral, c'est la veine *condylienne antérieure*, passant par le trou condylien antérieur. Sur une des pièces, la veine condylienne antérieure du côté gauche présente un calibre très-considérable, à tel point qu'on pourrait la considérer comme une branche de bifurcation de la veine jugulaire interne. Comme cette dernière veine, en dedans de laquelle elle se trouve située, elle se recourbe sur l'extrémité de l'arc antérieur de la première vertèbre cervicale, et arrivée au niveau de l'apophyse transverse de la même vertèbre, elle s'ouvre dans la veine jugulaire interne. Par son origine et sa terminaison, la veine condylienne antérieure acquiert une certaine importance, car elle établit une communication directe entre les sinus veineux de la dure-mère et la veine jugulaire interne.

Veines collatérales (*faciale*). — De toutes les veines collatérales que reçoit la veine jugulaire interne, une des plus importantes par son volume et ses divisions, c'est la veine *faciale*, encore dénommée du nom de *labiale* ou *maxillaire externe*.

Cette veine, avant de prendre le nom de faciale, porte différents noms, eu égard à sa situation. Ainsi, à son origine, elle porte le nom de frontale ou préparate, puis prend celui d'angulaire, et ce n'est qu'après avoir reçu les veines palpébrales et du nez qu'elle prend sa dénomination de faciale. Toutes ces divisions n'ont aucun intérêt, et ne font que jeter de la confusion dans une description. Aussi, désignerons-nous sous le nom de faciale cette veine qui, constituée à son origine par la réunion des deux veines frontales, droite et gauche, longe le grand angle de l'œil, le sillon de séparation du nez et de la joue, croise le maxillaire inférieur au niveau de l'insertion du masséter, les parties latérales de la région sus-hyoïdienne, et s'ouvre dans la veine jugulaire interne au niveau des grandes cornes de l'os hyoïde.

Cette description admise, étudions l'origine de la veine faciale et les branches qu'elle reçoit.

Ainsi que nous l'avons vu, les veines frontales droite et gauche se réunissent au niveau de la bosse nasale par l'intermédiaire d'une arcade anastomotique. Cette arcade n'est pas horizontale, elle est flexueuse, mais transversale. Cette flexuosité est d'autant plus prononcée si, comme le fait se présente quelquefois, il y a trois veines frontales. Dans le cas actuel, les deux branches frontales principales occupent les deux extrémités de l'arcade qui les réunit, et la troisième vient s'ouvrir sur le point le plus élevé de la flexuosité. L'arcade étant ainsi constituée, de ses deux extrémités partent deux troncs assez volumineux, qui se dirigent obliquement en bas et en dehors, vers le grand angle de l'œil : ce sont les veines faciales. Après avoir atteint ce grand angle, ces veines se divisent en deux branches, l'une externe, l'autre interne.

La division externe continue le trajet de la faciale, tandis que la branche interne se porte obliquement en bas et en dedans et s'anastomose avec celle du côté opposé, pour constituer l'*arcade nasale* proprement dite. De telle sorte qu'il est permis de comparer l'origine des veines faciales et leurs premières divisions à un hexagone.

Le côté supérieur de l'hexagone est alors formé par l'arcade qui réunit les deux veines frontales ; les deux côtés inférieurs et latéraux représentent la branche interne de la division de la faciale, et le côté inférieur figure l'arcade nasale qui réunit ces deux branches internes. A l'arcade nasale viennent se rendre un grand nombre de vaisseaux, ce sont les *veines dorsales du nez*. Ces veines sont assez considérables et habituellement au nombre de deux. Il nous a été permis cependant d'en compter cinq, et dans ce cas les plus externes sont situées sur les parties latérales du nez. Toutes proviennent du lobule ou des ailes du nez, s'envoient à leur origine des branches anastomotiques, et viennent s'aboucher dans l'arcade nasale vers sa partie moyenne.

Quant à la branche de division externe de la faciale, elle continue le trajet de cette veine, atteint l'angle interne de l'œil et reçoit à ce moment un grand nombre de branches.

En procédant par ordre, nous trouvons d'abord la *veine sus-orbitaire*. A son origine, c'est-à-dire vers l'apophyse orbitaire externe, cette veine reçoit les veines palpébrales supérieures et externes qui s'anastomosent d'une part avec les divisions des veines temporales, et d'autre part avec les veines palpébrales inférieures et externes ; puis elle se porte en dedans, décrit une courbure qui suit exactement le rebord orbitaire, et arrivée au grand angle de l'œil, la veine sus-orbitaire s'ouvre dans la veine faciale. Dans ce court trajet, cette veine reçoit ou émet plusieurs rameaux; par sa convexité elle donne plusieurs ramuscules, qui gagnent les parties latérales du front et viennent s'anastomoser, soit avec les divisions des veines frontales, soit avec les divisions des veines temporales. Par sa concavité, elle reçoit encore deux branches : une externe, c'est un second rameau palpébral supérieur et externe, l'autre, interne, est fournie par les veines palpébrales supérieures et internes.

Après avoir reçu la veine sus-orbitaire, la veine faciale décrit une courbure dout la concavité regarde en dedans et la convexité en dehors. C'est au niveau de la convexité que vient se rendre la *veine ophthalmique*. Cette veine, qui a de tout temps attiré l'attention des anatomistes, en raison de la communication qu'elle établit entre les veines faciales et les sinus caverneux, présente une disposition toute particulière; sa direction est loin d'être rectiligne, elle est essentiellement flexueuse. Elle décrit des spires très-nombreuses, très-rapprochées les unes des autres, et en raison de ce fait elle mériterait le nom de *grande veine tourbillonnante* ou *vena vorticosa*, par rapport aux veines du système ciliaire connues sous le nom de *veines tourbillonnantes*, *venæ vorticosæ*.

Après avoir reçu la veine ophthalmique, la veine faciale occupe le sillon de séparation de l'aile du nez et de la joue, contourne la partie interne du rebord orbitaire inférieur, et reçoit en ce point un grand nombre de branches très-importantes.

Pour étudier ces différentes branches, nous considérerons à la veine faciale deux bords : un supérieur et externe regardant la cavité orbitaire; l'autre inférieur et interne regardant la cavité buccale.

Au bord supérieur et externe, et procédant de dedans en dehors, nous trouvons d'abord les veines du *sac lacrymal* et du *canal nasal;* un peu plus en dehors vient s'ouvrir la veine palpébrale inférieure et interne. La veine faciale reçoit encore la veine *sous-orbitaire,* l'analogue de la veine sus-orbitaire; comme cette dernière, elle longe le rebord orbitaire inférieur et reçoit quelques branches palpébrales inférieures et externes. Au bord inférieur et interne de la faciale viennent se rendre des branches autrement importantes que les précédentes; ce sont les veines de l'aile du nez et les veines labiales supérieures.

Veines de l'aile du nez. — Ces veines ont été l'objet, de la part de M. Cruveilhier, d'une description particulière. D'après cet auteur, elles formeraient, d'une part, entre le cartilage et la peau, d'autre part, entre le cartilage et la muqueuse, un lacis veineux duquel partiraient deux branches : une supérieure, qui longerait le bord convexe; l'autre inférieure, qui longerait le bord inférieur du cartilage du nez. D'après une de nos pièces, nous croyons pouvoir affirmer que cette description n'est pas exacte ou du moins constante, car nous n'avons pas trouvé de lacis veineux situé entre le cartilage et la muqueuse, et en second lieu nous avons vu les veines de l'aile du nez être formées par les origines des veines dorsales; en outre, nous n'avons pu observer les deux arcades occupant, l'une, le bord supérieur du cartilage; l'autre, son bord inférieur. En revanche, il nous a été permis de constater un *plexus veineux* très-considérable, complètement analogue au plexus pterygoïdien, et situé dans la fossette myrtiforme. Ce plexus *myrtiforme* enlace de ses mailles la partie inférieure de l'orifice externe du nez; il est formé de mailles très-serrées et très-nombreuses, et reçoit les veines de la muqueuse de *Schneider;* il communique, en outre, sur les parties latérales de l'aile du nez avec les veines dorsales. Ainsi constitué, ce plexus vient s'ouvrir dans la veine faciale par deux branches : l'une interne, assez grêle; l'autre externe, plus considérable.

Après avoir reçu les branches terminales du plexus myrtiforme, la veine faciale passe sous le muscle grand zygomatique, et au niveau du bord interne de ce muscle elle reçoit les veines labiales supérieures.

Veines labiales supérieures. — Tous les auteurs qui ont écrit sur les veines de la face et qui ont mentionné les veines labiales ou buccales, se sont contentés d'émettre que ces veines suivaient, à peu de chose près, le même trajet que les artères coronaires et venaient se rendre dans la veine faciale. On trouvera à la fin de ce mémoire les notes que nous avons puisées dans les différents ouvrages d'anatomie descriptive, concernant les veines labiales; aucune de ces descriptions n'est exacte, et nous croyons pouvoir ajouter que l'origine de ces veines est restée inconnue jnsqu'à ce jour. M. Bonamy, notre estimé professeur, si habile dans l'art des injections, nous a dit qu'il n'avait jamais vu ces veines à l'état de plexus, et que ces faits constituaient une découverte anatomique. Ce sont ces paroles si flatteuses pour nous qui nous ont décidé à écrire ces quelques notes.

Dans une de nos pièces on constate, en effet, que la veine labiale supérieure naît d'un plexus considérable, formé de mailles excessivement serrées et occupant tout le pourtour de l'orifice buccal formé par la lèvre supérieure. Ce plexus, auquel on peut donner le nom de *plexus labial supérieur*, est surtout accusé au niveau du lobule médian de la lèvre supérieure, et au niveau des deux courbures qui font suite à ce lobule. Les veines qui le constituent sont situées dans l'épaisseur du muscle orbiculaire qu'on est obligé d'énucléer pour mettre le plexus à nu. Ce plexus reconnaît trois origines : 1° les veines qui proviennent du derme de la lèvre et du tissu lamineux réunissant la peau au muscle orbiculaire ; elles sont très-nombreuses, très-serrées et présentent un calibre assez considérable; 2° les veines contenues dans l'épaisseur du muscle lui-même, très-grêles; et en troisième lieu, les veines qui naissent de la muqueuse labiale. Ces dernières, les plus importantes, sont de deux ordres : 1° au niveau des commissures, on observe des rameaux très-grêles, très-déliés, qui établissent une communication entre le plexus labial supérieur et le plexus labial inférieur; 2° de la muqueuse qui tapisse le bord alvéolaire du maxillaire supérieur partent autant de veinules qu'il y a d'alvéoles qui viennent s'ouvrir dans le plexus, en formant avec lui des angles droits.

Ainsi constitué le plexus labial supérieur vient s'ouvrir dans la veine faciale par différents troncs. Tout d'abord, et de chaque côté du lobule, partent des veines assez volumineuses qui, s'anastomosant entre elles, constituent des mailles; ces mailles, au nombre de cinq ou six pour chaque côté, donnent ensuite naissance à trois troncs principaux qui se dirigent obliquement en haut et en dehors et viennent s'aboucher dans la faciale au niveau du bord interne du muscle grand zygomatique. De ces mêmes mailles partent encore deux autres troncs qui se portent obliquement en haut et en dedans et viennent constituer les veines de la *sous-cloison*. Ces veines arrivées sur le lobule du nez s'anastomosent avec les veines dorsales et avec le plexus myrtiforme.

De chaque côté du plexus et vers les commissures s'observe un lacis veineux occupant le derme de la la joue qui, après s'être anastomosé avec les veines massétérines, s'ouvre dans la veine faciale au moment où elle atteint l'os maxillaire inférieur.

Veines labiales inférieures. — Les veines de la lèvre inférieure affectent la même disposition que celles de la lèvre supérieure. Nous devons ajouter cependant que ce plexus labial inférieur n'a pas été injecté sur la pièce en question ; la matière à injection a bien rempli les mailles du plexus, mais s'est arrêtée en ce point. Nous ignorons qu'elle a pu être la cause de ce manque d'injection ; serait-ce parce que, au moment où les mailles vont constituer le plexus, les veines sont pourvues de valvules résistantes? nous n'oserions l'affirmer ; cette opinion serait cependant celle de M. Sappey. Toutefois, à l'aide d'une dissection minutieuse, nous avons pu constater la présence du plexus labial inférieur, et nous nous croyons autorisé à le mentionner. Comme le supérieur, ce plexus donne naissance à un grand nombre de mailles, qui en se réunissant constituent la veine labiale inférieure, laquelle vient se jeter dans la veine faciale au moment où cette dernière s'ouvre dans la veine jugulaire interne.

Quant aux autres branches que reçoit la veine faciale nous nous contenterons d'indiquer le tronc des veines *palpébrales inférieures et externes.* Ces veines établissent une communication entre la veine faciale et la veine temporale superficielle.

Au nombre des autres veines qui contribuent à la formation de la veine jugulaire interne, nous signalerons la veine pharyngienne ou plexus pharyngien.

Plexus pharyngien. — Ce plexus est formé par trois ordres de veines : 1° par des branches provenant des veines vidiennes et sphéno-palatines ; 2° par des branches occupant la région postérieure du pharynx ; 3° par des branches situées sur les parties latérales du même organe. Les premières n'offrent aucune particularité; quant à celles qui occupent la région postérieure de l'organe, elles sont disposées sous forme de mailles, longent la face postérieure du pharynx dans toute sa longueur, et en se rapprochant des parties latérales de l'organe elles augmentent de volume et perdent la forme de mailles. Ces veines sont situées dans l'épaisseur de la muqueuse. Le troisième ordre de veines occupe les parties latérales du pharynx ; elles décrivent des arcades encore sous forme de mailles et s'anastomosent à ce niveau avec les veines précédentes. Le tronc de ce plexus vient s'ouvrir dans la veine jugulaire interne.

Parmi les branches anastomotiques que fournit ce plexus, deux méritent d'être signalées : une à direction descendante assez volumineuse, quelquefois double, vient s'anastomoser avec les veines thyroïdiennes ; l'autre, ascendante, longe le bord interne de la veine jugulaire interne et s'ouvre dans la branche condylienne dont nous avons déjà parlé.

CHAPITRE III

Veine jugulaire externe.

Le second territoire est formé par la veine jugulaire externe, qui ramène le sang des parties latérales de la face et de la tête. L'origine de cette veine a lieu, tantôt au niveau du col du condyle de la mâchoire, tantôt au niveau de l'angle du maxillaire inférieur; nous croyons qu'il est plus naturel d'admettre la première division, car le plus habituellement la veine jugulaire externe a reçu en ce point ses deux principales branches d'origine, à savoir, la veine temporale et la veine maxillaire interne. Quelle que soit la délimitation de cette veine, elle se porte obliquement en bas et en arrière, croise à angle aigu le muscle sterno-cléido-mastoïdien et vient s'ouvrir dans la veine sous-clavière. « Une ligne étendue de l'angle de la mâchoire à la partie moyenne de la clavicule, donne parfaitement sa direction (1). »

Cette veine jugulaire externe serait, d'après les auteurs, ordinairement unique, et affecterait le plus souvent la direction que nous venons d'indiquer. Des trois pièces présentées aux membres du jury, chacune présente une disposition particulière. Nous croyons devoir indiquer ces différentes dispositions.

1re VARIÉTÉ. — Dans une première variété la veine jugulaire externe se porte directement en bas, atteint l'angle de la mâchoire et se divise à ce niveau en deux branches, l'une antérieure, l'autre postérieure.

La branche *antérieure*, plus volumineuse, se porte obliquement en bas et en avant, croise la veine jugulaire interne, au devant de laquelle elle se place, continue sa direction et va former avec cette dernière veine et la veine sous-clavière le tronc veineux innominé du côté droit. Cette branche antérieure reçoit dans son trajet deux branches importantes, la faciale et la thyroïdienne supérieure. Elle présente, en outre, une grosse branche anastomotique qui, par sa division en deux branches secondaires, fait communiquer la veine jugulaire externe avec le plexus pharyngien et la veine jugulaire interne.

La branche *postérieure*, très-grêle, représente le véritable trajet de la veine jugulaire externe, présente les mêmes rapports et reçoit les rameaux du muscle sterno-cléido-mastoïdien, les veines occipitales super-

(1) Cruveilher, *Anat. descrip.*, t. III, p. 201.

ficielles et les veines scapulaires supérieure et postérieure. Cette dernière veine reçoit, au niveau du premier espace intercostal, une branche très-grêle qui établit une communication entre les veines extra-rachidiennes postérieures, et la veine jugulaire externe proprement dite.

2e VARIÉTÉ. — Dans une seconde variété, la veine jugulaire externe, immédiatement après son origine au niveau du col du condyle de la mâchoire, se divise en deux branches de même calibre, une antérieure, l'autre postérieure. Ces deux branches, en s'écartant l'une de l'autre, forment un triangle dont la base est formée par une arcade transversale qui les réunit; en outre de cette arcade part un rameau assez grêle qui se porte transversalement en dedans, pénètre la glande parotide et vient s'aboucher dans la veine jugulaire interne, c'est la branche *communicante* des auteurs. Après avoir fourni cette arcade transversale, les deux branches continuent leur trajet; l'*antérieure* se porte obliquement en bas et en avant, et arrivée à un centimètre au-dessous de l'angle de la mâchoire, s'anastomose avec les veines faciale, sous-mentale et thyroïdienne supérieure; de la réunion de ces trois branches résulte un gros tronc, qui se jette presque aussitôt dans la veine jugulaire interne. Quant à la branche *postérieure*, elle représente le tronc de la veine jugulaire externe, et comme cette dernière elle offre la même direction, le même trajet et les mêmes rapports.

3e VARIÉTÉ. — Dans une troisième variété, la veine jugulaire externe présente la disposition suivante : après avoir quitté le condyle de la mâchoire, elle se porte verticalement en bas, et s'abouche dans la veine jugulaire interne au niveau de l'angle du maxillaire inférieur. A cet effet, la veine jugulaire présente une disposition très-remarquable. Cette veine, arrivée au niveau de l'angle de la mâchoire, se recourbe brusquement sur elle-même et forme un angle droit. De sa branche horizontale, partent trois troncs, ou mieux aboutissent trois veines situées sur un même plan antéro-postérieur. La première et la plus postérieure est la continuation de la veine jugulaire interne ; comme calibre, cette branche vient en second lieu. La branche moyenne, la plus grêle de toutes, est la veine stylo-mastoïdienne ; enfin la troisième branche occupe l'extrémité libre de la branche horizontale, et représente la veine jugulaire externe. A cette même extrémité de la branche horizontale de la veine jugulaire interne, viennent aboutir, les veines faciale, linguale et thyroïdienne supérieure.

Dans cette variété, la veine jugulaire externe n'existe pas à proprement parler ; aussi est-elle remplacée par une autre branche veineuse. Cette branche provient des veines occipitales superficielles, communique à son origine avec la veine mastoïdienne, se porte ensuite en bas et en dehors, occupe la face antérieure du muscle trapèze et arrivée au niveau du premier espace intercostal se réfléchit, passe derrière la clavicule et s'ouvre dans la veine sous-clavière.

4e VARIÉTÉ. — Dans une quatrième et dernière variété, la veine jugulaire externe, au lieu de se diviser en deux branches ainsi que dans la seconde variété, n'est représentée que par une seule veine de tous points analogue à la branche antérieure de la même variété. Il existe bien, à la vérité, une branche très-grêle qui occupe le bord postérieur de la veine jugulaire interne et qui se refléchit d'arrière en avant pour s'ouvrir dans la veine sous-clavière, mais cette branche n'est ni une division de la veine temporale, ni de la maxillaire interne, elle provient des veines extra-rachidiennes.

Laissant de côté les branches collatérales tributaires de la veine jugulaire externe, nous dirons quelques mots sur les plexus que cette veine reçoit. Ces plexus sont : le plexus *pterygoïdien*, le plexus *condylien* ou *glenoïdien* et le plexus *massetérin*.

Plexus pterygoïdien. —Le plexus pterygoïdien est formé en grande partie par les branches veineuses correspondant aux branches de division de l'artère maxillaire interne ; il occupe l'espace compris entre les deux muscles pterygoïdiens et se place entre le muscle pterygoïdien externe et le muscle temporal. A son origine, il est situé entre les deux ailes de l'apophyse pterygoïde, et se prolonge même sur la face interne de l'aile interne de l'apophyse pterygoïde. Ce plexus n'affecte nullement la forme de mailles entrelacées ; ce sont des branches veineuses très-grosses et très-nombreuses juxtaposées les unes par rapport aux autres et situées sur deux plans ; la délimitation des deux plans est constituée par l'artère maxillaire interne. Le plan postérieur beaucoup plus considérable que l'antérieur, vient se prolonger sur la face interne de l'aile interne de l'apophyse pterygoïde et communique à ce niveau, non-seulement avec les veines extra-rachidiennes antérieures de la région cervicale, mais offre encore des branches anastomotiques avec le plexus pharyngien proprement dit. Ainsi constitué le plexus pterygoïdien, se porte obliquement de dedans en dehors et d'avant en arrière, croise les muscles styliens et la veine jugulaire interne et reçoit à ce niveau les branches antérieures du plexus.

D'après les auteurs, le plexus se terminerait constamment par une grosse branche veineuse, la veine maxillaire interne. Cette veine existe bien, mais elle ne représente pas le seul tronc aboutissant du plexus, car au-dessus d'elle on observe deux ou trois branches veineuses qui viennent s'ouvrir également dans la veine jugulaire externe.

Plexus condylien ou glenoïdien. — Le plexus condylien ou glenoïdien, situé en dehors et en arrière du plexus pterygoïdien, est moins considérable que ce dernier. Il entoure complétement l'articulation temporo-maxillaire et s'ouvre inférieurement par cinq ou six branches dans la veine temporale Les branches de ce plexus présentent encore la disposition rectiligne et juxtaposée des branches du plexus précédent. Il reçoit une ou deux branches de la scissure de Glaser ce sont les veines *tympaniques*. Le plexus glenoïdien communique avec le plexus massétérin par des branches qui occupent les parties latérales du condyle et qui se dirigent obliquement en avant.

Plexus massétérin. — Le veine jugulaire externe reçoit encore un plexus non moins important que les précédents ; c'est le plexus massétérin. Ce plexus est formé par les veines massétérines et les veines transversales de la face. Il occupe non-seulement la surface externe du muscle masseter, mais encore sa surface interne. Les branches veineuses qui le constituent sont très-nombreuses, et sont juxtaposées les unes par rapport aux autres. Pour étudier ce plexus, il faut lui considérer deux plans : un superficiel, recouvrant le muscle ; l'autre profond, situé entre le muscle masseter et l'os maxillaire inférieur.

Le plexus *superficiel* occupe toute la hauteur du muscle ; les branches qui entrent dans sa formation sont dirigées d'arrière en avant, les supérieures sont horizontales, les inférieures sont dirigées obliquement. Les premières naissent de la face externe du muscle et communiquent avec le plexus condylien et le plexus massétérin profond ; les secondes, au contraire, tirent leur origine de l'épaisseur du muscle, sont plus grêles et s'anastomosent encore avec les branches du plexus profond. Ainsi constitué, ce plexus superficiel s'ouvre, par un grand nombre de branches, dans la veine jugulaire externe.

Le plexus massétérin *profond* se distingue du précédent, non-seulement par sa situation, mais encore par la direction des veines qui le composent. Ces veines sont dirigées obliquement de haut en bas et d'arrière en avant, suivent la direction des fibres du muscle masseter, et finissent par se grouper en deux troncs ; de ces deux troncs, un longe le bord antérieur de l'os, l'autre son bord postérieur. Ce plexus communique, ainsi que nous l'avons dit, avec le superficiel par un grand nombre de branches qui traversent le muscle, ainsi qu'avec les plexus condylien et ptérygoïdien. Inférieurement, il s'anastomose encore avec le plexus myrtiforme et s'ouvre, par plusieurs branches, dans les veines faciale et sous-mentale.

CHAPITRE IV

Veine jugulaire antérieure.

Les branches veineuses qui concourent à la formation de la veine jugulaire antérieure ne nous ont offert aucune particularité. Nous signalerons cependant deux petits rameaux veineux qui nous ont paru constants, et qui ont été décrits par M. Cruveilhier. Ces rameaux sous-cutanés proviennent du thorax, passent sur la fourchette sternale, où ils abandonnent des ramuscules anastomotiques dirigés traversalement, et s'ouvrent dans la veine jugulaire antérieure au moment où elle se coude.

Nous devons encore parler à cette place des veines thyroïdiennes, quoique toutes ne soient pas tributaires de la veine jugulaire antérieure. Ces veines constituent dans l'épaisseur du corps thyroïde des plexus très-développés qui donnent naissance à trois troncs principaux. Ces troncs ont été décrits par M. Sappey (1); nous ne saurions ajouter quelque chose à cette description. Nous ferons remarquer cependant que parmi les veines d'origine que reçoit la veine médiane du corps thyroïde, quelques-unes proviennent des premiers anneaux de la trachée, ainsi que des cartilages thyroïde et cricoïde.

(1) *Anat. descrip.* t. IV, p. 493

CHAPITRE V

Veines extra-rachidiennes (région cervicale)

Les veines extra-rachidiennes du cou sont de deux ordres, les veines extra-rachidiennes postérieures et les veines extra-rachidiennes antérieures.

Les veines extra-rachidiennes *postérieures* sont formées par deux réseaux veineux, un superficiel, l'autre profond. Le réseau superficiel, moins considérable, est sous-cutané, et se trouve compris entre la peau et le muscle trapèze. Ce réseau, qui n'a pas été décrit par les auteurs, présente la disposition suivante : Il peut être comparé à une tige perpendiculaire, qui longerait les apophyses épineuses des vertèbres cervicales, viendrait se perdre dans la région dorsale, et de chaque côté de laquelle partiraient des branches transversales. A son origine, cette tige s'épanouit par un grand nombre de rameaux, qui s'anastomosent avec les divisions des veines occipitales. Les rameaux transversaux qui partent de la tige, présentent un volume variable ; les branches cervicales, très-grêles, perforent le muscle trapèze et viennent s'ouvrir dans le plexus cervical postérieur proprement dit. Les derniers rameaux cervicaux et les premiers dorsaux plus volumineux se dirigent en dehors, cheminent entre le muscle trapèze et la peau, et arrivés sur les limites du raphé cervical postérieur se divisent en deux branches, l'une interne, l'autre externe. La branche interne perfore encore le muscle trapèze et s'anastomose avec le réseau veineux profond ; quant à la branche externe, elle poursuit sa direction, et, parvenue au niveau de l'insertion du muscle trapèze à l'acromion, le perfore et s'abouche dans la veine jugulaire postérieure.

En outre, ces branches transversales, avant de se diviser, s'envoient réciproquement des rameaux anastomotiques dirigées verticalement.

Pour ce qui a trait aux veines rachidiennes postérieures proprement dites, elles offrent les dispositions que leur a assigné M. Cruveilhier. Toutefois, nous devons reconnaître que les branches transversales qui réunissent la branche épineuse ou moyenne aux veines jugulaires postérieures ou latérales, sont de deux ordres : les unes, plus antérieures, occupent l'espace que laissent entre eux les bords des lames des vertèbres, les autres, postérieures, sont séparées des premières par les muscles de la couche profonde du cou. Les branches antérieures communiquent au niveau des lames vertébrales avec le plexus intra-rachidien.

Nous ne saurions insister sur la veine *jugulaire postérieure,* nous ferons remarquer cependant que cette veine est le plus souvent double, et que les branches qui la constituent forment des mailles très-développées qui occupent toute la hauteur de la région cervicale. Ces mailles sont situées immédiatement en arrière des apophyses articulaires et communiquent avec les veines extra-rachidiennes antérieures de la région cervicale.

Veines extra-rachidiennes antérieures de la région cervicale. — Les veines extra-rachidiennes antérieures de la région cervicale, sont formées par des branches transversales plexiformes occupant la partie antérieure du corps de la vertèbre. Ces branches transversales sont reliées entre elles par des branches verticales de deux ordres : les plus internes longent la ligne médiane, les externes sont situées sur les prrties latérales du corps. Après avoir fourni ces rameaux verticaux, la branche transversale vient se placer sur les côtés de l'apophyse transverse de la vertèbre, et au moment où elle va s'aboucher dans la veine vertébrale, elle abandonne d'autres rameaux verticaux qui réunissent les différentes branches à ce niveau. Ces derniers rameaux enlacent l'apophyse transverse, de même que les apophyses articulaires sont enlacées par les rameaux venus de la veine jugulaire postérieure. Les uns et les autres communiquent entre eux par des veinules antéro-postérieures, auxquelles viennent se rendre des rameaux veineux qui accompagnent les nerfs rachidiens à leur sortie des trous de conjugaison. Parmi les branches veineuses qui accompagnent les nerfs rachidiens, nous devons signaler une veine assez considérable, qui est constante ; cette branche sort du trou de conjugaison de la troisième paire nerveuse rachidienne, accompagne le nerf et, arrivée au niveau de la première côte, s'ouvre dans la veine jugulaire interne.

CONCLUSION

Arrivé à la fin de ce travail, nous croyons devoir poser les conclusions suivantes :

1° Les veines du cuir chevelu, à savoir les veines frontales, temporales, occipitales, communiquent toutes entre elles.

2° Les veines du cuir chevelu affectent dans leur origine, dans leur trajet et dans leurs rapports avec les artères, des dispositions particulières.

3° Les veines de la face s'anastomosent toutes entre elles ; une des anastomoses les plus remarquables est celle de la veine jugulaire externe et de la veine faciale, par l'intermédiaire du plexus massétérin.

4° Les veines de la face présentent trois plexus veineux, non décrits jusqu'à ce jour, le plexus labial supérieur et inférieur et le plexus myrtiforme.

5° La présence de plexus situés dans l'épaisseur des lèvres explique très-bien la turgescence considérable qu'offrent parfois ces organes ; en second lieu ils rendent compte des complications si funestes qui surviennent dans les affections des lèvres, telles que l'anthrax, le furoncle, le phlegmon.

Cette dernière proposition mériterait de plus longs développements, mais ce serait sortir de notre cadre. Au reste, il suffit de lire les observations publiées dans les différents recueils, pour se convaincre que si ces maladies ont presque toujours une terminaison fatale, elles le doivent à une phlébite concomittante. Or, la présence de ces plexus veineux développés dans l'épaisseur du muscle orbiculaire des lèvres, et tirant leur origine de la peau et de la muqueuse, explique très-bien cette phlébite ainsi que les symptômes de pyohémie. En effet, dans l'histoire de la phlébite, on ne doit pas oublier que si cette maladie est essentielle, elle reconnaît aussi le plus souvent une propagation de l'inflammation du tissu cellulaire et que dans l'un et l'autre cas, ainsi que l'a si judicieusement fait remarquer Raige-Delorme (1) : « il y a une ulcération progressive de la veine, soit de dehors en dedans, soit de dedans en dehors et, de là, communication du vaisseau avec la poche purulente. » Si maintenant on applique ces données à l'histoire de l'anthrax, du furoncle et du phlegmon des lèvres, on peut affirmer ce que nous disions en commençant, à savoir que si ces maladies présentent un si haut caractère de gravité, elles le doivent aux plexus veineux que nous avons signalés et qui étaient restés inconnus.

CHABBERT

(1) Dictionnaire de médecine en 30 vol.; art. Veine, t. XXX, p. 609.

BIBLIOGRAPHIE

Dictionnaire des Sciences médicales, Paris, 1818, t. XXVIII, p. 66.

« Les veines des lèvres peu volumineuses viennent de celles des jugulaires. »

Dictionnaire de médecine et de chirurgie pratiques, Paris, 1834, t. XI, p. 72.

« Les veines labiales n'offrent rien de spécial. »

Dictionnaire encyclopédique des Sciences médicales, de Dechambre, t. II, deuxième série, p. 452.

« Les veines ne suivent pas complétement la direction des artères ... Elles naissent d'un réseau sous-cutané plus prononcé au niveau du bord libre.. . Elles se rassemblent en troncs irréguliers moins profonds et plus nombreux que les artères. »

Sabatier, *Anat. descript.*, ne fait pas mention de ces veines.

Blandin, *Anat. descript.*, t. II, p. 519.

« La faciale donne, en outre, un peu plus haut, les veines labiales supérieure et inférieure. »

Boyer, t. III, p. 200, *Anat. descript.*

« La veine labiale donne des rameaux qui accompagnent ceux de l'artère du même nom. »

Cloquet, *Anat. descript.*, t. II, p. 353.

« La faciale reçoit les veines coronaires supérieure et inférieure des lèvres. »

Bichat, *Anat. descript.*, t. IV. p. 384.

« La veine faciale donne de toutes parts et surtout en dedans de nombreux rameaux qui répondent à ceux de l'artère, mais qui sont ordinairement plus petits, plus multipliés et plus irrégulièrement disposés. »

Cruveilhier, *Anat. descript.*, t. III, p. 217.

« La veine faciale reçoit, en outre, en dedans, les veines coronaires labiales supérieure et inférieure, qui se comportent comme les artères du même nom, à l'exception des flexuosités, qui leur sont étrangères. »

Sappey, t. II, p. 711, *Anat. descript.*

« La veine faciale reçoit quelques veinules labiales qui ne suivent nullement le trajet des artères. »

Littré et Robin, *Dictionnaire de médecine*, p. 843.

« Les veines labiales accompagnent les artères de même nom. »

Toulouse, imp. Pradel, Viguier et Boé, rue des Gestes, 6.

.. I.

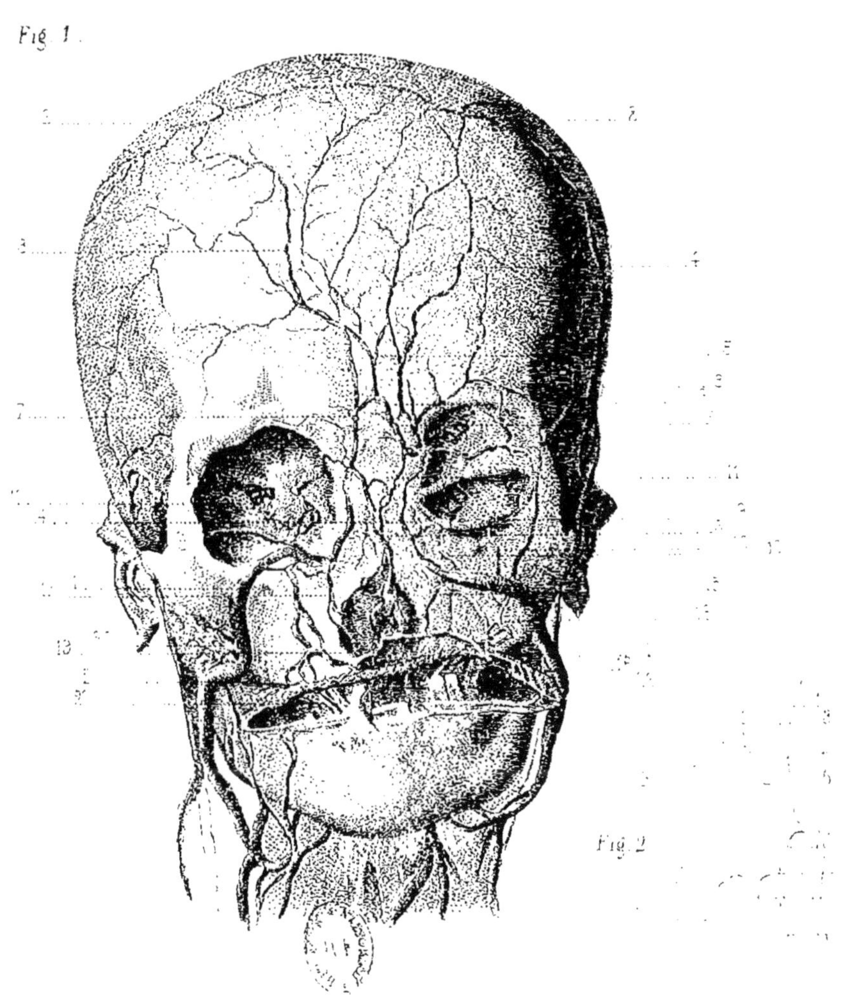

LÉGENDE

F. I. — 1 veine faciale, 2, 2 arcade transversale du cuir chevelu, 3 veine frontale droite, 4 veine frontale [illegible], 5 veine frontale moyenne, 6 arcade réunissant les deux veines frontales, 7, 7 origine des veines [illegible], 8 veine sus-orbitaire, 9 veine sous-orbitaire, 10, 10 veines palpébrales, 11 arcade nasale, 12 veine ophthalmique, 13 veines dorsales du nez, 14 veines du sac lacrymal et du canal nasal, 15 [illegible] interne du plexus labial, 16 branche externe du plexus labial, 17 branches du plexus [illegible] 18 plexus labial supérieur, 19 veine de la sous-cloison, 20 plexus massétérin, 21 [illegible] de la joue réunissant le plexus massétérin au plexus labial, 22, 22 veines alvéolaires au plexus labial.

F. II. — *[illegible] formé par les veines frontales et les veines faciales.*
1 veine frontale [illegible], 2 veine frontale droite, 3 veine frontale moyenne, 4 arcade réunissant les deux veines frontales, 5 veine faciale droite, 6 veine [illegible] gauche, 7 veine faciale, 8 division interne de la veine faciale, 9 arcade nasale réunissant les deux divisions internes de la veine faciale, 10 veines dorsales du nez, 11 veines de l'aile du nez

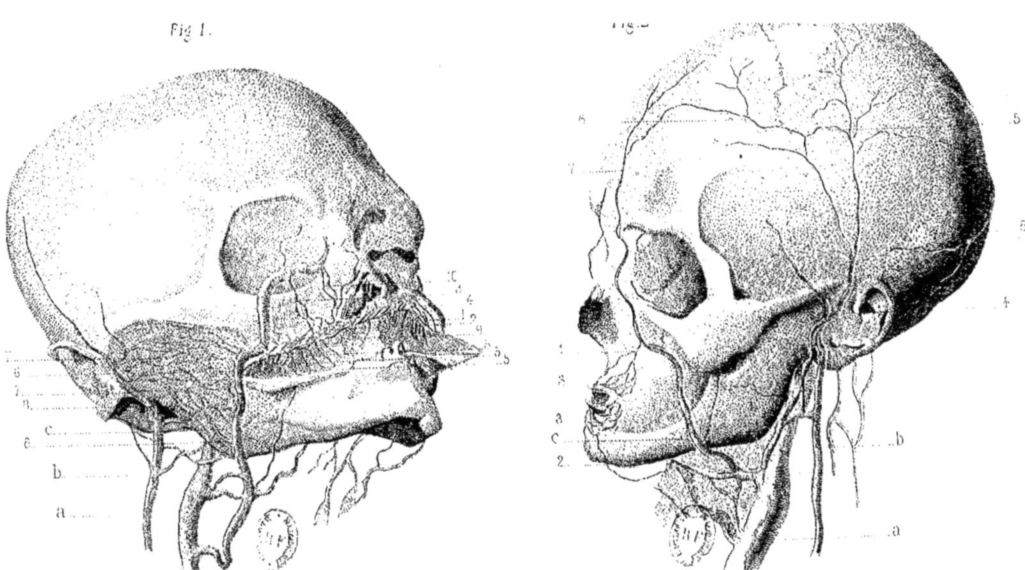

LÉGENDE

F. I. — *A* veine jugulaire interne, *b* veine jugulaire externe, *c* veine faciale. 1 plexus labial supérieur, 2 mailles du plexus labial, 3 un des troncs aboutissant du plexus. 4 veine de la sous-cloison. 5,5,5 branches alvéolaires du plexus labial, 6 lacis

F. II. — *A* veine jugulaire interne, *b* veine jugulaire externe, *c* veine faciale. 1 veine labiale supérieure, 2 veine labiale inférieure, 3,3 mailles faisant suite aux plexus labial supérieur et labial inférieur, 4 veine temporale, 5 arcade réunissant les

www.ingramcontent.com/pod-product-compliance
Ingram Content Group UK Ltd.
Pitfield, Milton Keynes, MK11 3LW, UK
UKHW020352250726
13967UKWH00005B/2245

9 782012 977945